AF582280

JOURNAL

FÜR

PSYCHOLOGIE UND NEUROLOGIE

HERAUSGEGEBEN VON

AUGUST FOREL UND OSKAR VOGT

REDIGIERT VON

K. BRODMANN

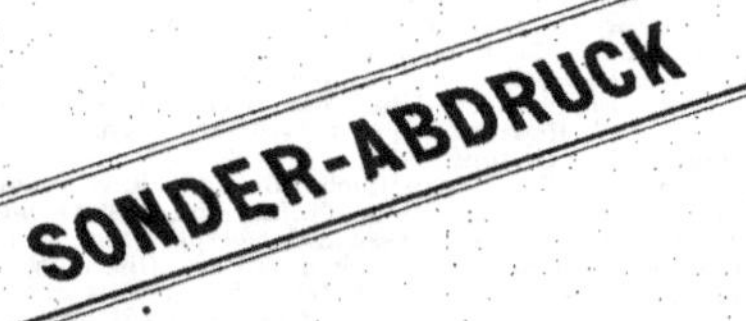

LEIPZIG 1910
Dörrienstr. 16
VERLAG VON JOHANN AMBROSIUS BARTH

Sonder-Abdruck aus
„Journal für Psychologie und Neurologie"
Band 17, 1911.
Verlag von Johann Ambrosius Barth in Leipzig.

Les Problèmes de la Suggestion.

Le Rapporteur M. Pierre Janet, n'est par présent. Mais il a envoyé le rapport suivant:

L'une des plus grandes difficultés de la psychologie consiste dans le défaut de précision de son langage: nulle part peut-être ce défaut de précision n'est plus apparent que dans les études de psychothérapie et dans l'emploi du mot suggestion. Les procédés thérapeutiques les plus différents dans lesquels entrent des raisonnements, des démonstrations, des intimidations, des persuasions, des excitations, des éducations de toute espèce sont appelés vaguement des suggestions, des traitements suggestifs. Il est à peu près impossible de comprendre de quoi il s'agit, de savoir quelle a été réellement la méthode employée, d'en apprécier les résultats et de savoir exactement dans quel cas et de quelle manière on peut recommencer l'expérience. D'autres auteurs veulent se distinguer complètement des précédents, ils attaquent avec violence les traitements suggestifs et protestent avec indignation contre l'emploi de la suggestion. Quand on cherche à comprendre leurs écrits, on s'aperçoit avec étonnement qu'ils font exactement la même chose que leurs devanciers, qu'ils usent des mêmes procédés dans les mêmes cas et qu'ils ont les mêmes petits succès et les mêmes grandes impuissances. Ils ne diffèrent que par l'emploi d'un autre mot pour désigner leurs traitements et cet autre mot étant aussi vague que le mot »suggestion« il est impossible de préciser les différences qui les séparent de leurs adversaires. Le vague dans le langage est le plus grand obstacle au développement de la psychothérapie.

Les réunions des congrès pourraient peut-être rendre quelques services à la science si elles servaient à préciser un peu le langage. C'est pourquoi j'essayerai de proposer à la Société de Psychothérapie un certain nombre de questions à propos de la »suggestion« sur lesquels ses discussions pourraient apporter beaucoup de lumière.

I. La Désignation.

Sans entrer tout d'abord dans les études relatives à la nature d'un phénomène et à sa définition, il faut d'abord indiquer même d'une façon approximative quel est le phénomène que l'on a l'intention d'examiner et le distinguer au moins grossièrement des autres faits dont on ne désire pas s'occuper en ce moment. A ce propos nous nous trouvons en présence de deux emplois du mot »suggestion«, *l'un extensif qui veut donner à ce mot le sens le plus large possible, l'autre* qui trouve utile, plus conforme à l'histoire de la psychologie et aux habitudes du langage scientifique de *lui donner un sens restreint.*

1° On peut placer la première conception sous le patronage de M. Bernheim qui au moins dans ses premiers ouvrages a cherché à donner au mot »suggestion« une extension illimitée. »Je définis la suggestion«, disait-il, »c'est l'acte par lequel une idée est introduite dans le cerveau et acceptée par lui«. Tout ce qui entre dans l'esprit par un sens quelconque et d'une manière quelconque, tout ce qui est provoqué par les associations d'idées, par la lecture, par l'enseignement, tout ce qui est inventé par le sujet lui-même, tous les actes, toutes les croyances quelle que soit leur origine, tout est suggestion. D'ailleurs si on examine ensuite de quelle manière la plupart des auteurs emploient ce mot, on voit qu'ils l'élargissent encore et qu'ils y font rentrer tous les sentiments, toutes les émotions. Il est évident que pour eux le mot »suggestion« devient un synonyme des anciens termes généraux »pensée, phénomène psychologique, conscience«. Je ne veux pas dire que cette conception ait toujours été entièrement fâcheuse et qu'elle n'ait pu à un moment se justifier. M. Bernheim voulait surtout attirer l'attention des médecins sur l'importance des faits psychologiques, il se préoccupait de montrer que les phénomènes étudiés devaient être considérés à un point de vue moral et non à un point de vue uniquement physique. Il a certainement réussi et contribué fortement à imposer au public médical l'étude de la psychologie. Mais peut-être aujourd'hui peut-on avancer davantage dans la même voie et ne plus se contenter de désignations aussi confuses.

Plus récemment M. Babinski a essayé de modifier un peu la conception précédente: »La suggestion«, dit-il, »c'est une pensée mauvaise, fâcheuse qui entre dans l'esprit«. Cette restriction ne me semble pas encore suffisante: la qualité de la pensée au point de vue de ses résultats utiles ou nuisibles, moraux ou immoraux ne change pas sa nature au point de vue psychologique. Une sensation, un souvenir, un raisonnement et en général un phénomène psychologique quelconque peuvent devenir suivant les circonstances bons ou mauvais. Ce qualificatif ne précise donc pas la nature du phénomène considéré.

2° La seconde conception du mot »suggestion« que j'ai proposée, il y a maintenant plus de vingt ans, essaye au contraire d'être restreinte et précise. Quand les magnétiseurs depuis l'époque de Puységur décrivaient les actes qu'ils faisaient accomplir à leurs somnambules, quand M. Bernheim lui-même décrivait les attitudes qu'il imposait à ses sujets, ils prétendaient faire connaître un fait nouveau ou du moins peu connu. Ils le présentaient comme quelque chose de bizarre, de surprenant, ils avaient à batailler pour faire admettre la réalité du phénomène qu'ils avaient découvert. Si ce phénomène avait été simplement une pensée quelconque ou même une pensée mauvaise ils n'auraient pas eu besoin de tant d'efforts pour faire admettre son existence. Il y avait donc dans les faits qu'ils étudiaient quelque chose de particulier et c'est à ce quelque chose de particulier que le mot de suggestion doit être réservé. Ces faits que l'on présentait et que l'on cherchait à faire admettre comme réels se rattachaient évidemment aux actions, à la conduite humaine, aux réactions que l'individu présente à la suite de telle ou telle excitation. Pour préciser davantage nous pouvons procéder par élimination. Il y a des circonstances, comme j'ai essayé de le montrer ailleurs auxquelles l'individu n'est pas adapté par son organisation antérieure et auxquelles pour une raison quelconque il n'est pas capable de s'adapter actuellement, quoiqu'il perçoive ces circonstances et qu'il sente la nécessité de réagir. Dans ces cas on observe à la place de la réaction utile un ensemble de troubles dans toutes les fonctions de l'organisme et c'est cet ensemble de troubles survenant dans ces conditions que j'ai proposé de désigner par le mot »*émotion*«[1]). Ce désordre n'existe pas dans les faits dont nous parlons: ils présentent au contraire une grande régularité, un mécanisme très déterminé dont on peut prévoir toutes les phases. Tandis que l'émotion s'affaiblit et s'efface par la répétition, ces faits se précisent de plus en plus par la répétition, tandis que les émotions ont un développement lent et ne peuvent pas se transformer aisément, on voit ces faits commencer et se transformer rapidement au moindre signal. A mon avis il est très important de ne pas confondre la suggestion avec ce désordre émotionel: la suggestion peut être accompagnée d'émotion, elle peut se développer à la suite d'une émotion, mais elle ne doit pas être confondue avec elle.

Continuons l'élimination, nous constatons d'autres circonstances dans lesquelles une tendance antérieurement organisée et latente dans l'individu est éveillée par une excitation extérieure et se développe, se réalise plus ou moins complètement de manière à constituer des actes, des croyances, des sentiments de toute espèce: il s'agit là encore d'un groupe considérable. Quand une excitation pénètre dans l'esprit et éveille une certaine tendance, on peut observer au même moment une grande résistance qui s'oppose au développement de cette tendance et qui l'arrête dès son début: c'est ce que l'on voit dans les délires d'opposition. L'excitation initiale peut aussi faire naître le doute, l'oscillation entre la tendance évoquée et d'autres tendances différentes qui surgiront en même temps; elle peut, comme cela arrive le plus souvent, déterminer un début de réalisation de la tendance évoquée, réalisation rapidement arrêtée par le développement d'autres tendances éveillées elles aussi par d'autres excitations simultanées.

Les faits qui ont été présentés comme des suggestions sont bien différents de tout cela. La tendance éveillée, le système psychologique évoqué à propos de la perception d'un de ses éléments se développe complètement, il parvient rapidement au plus haut degré de tension psychologique, il se réalise par les phénomènes les plus complexes et les plus élevés, par des actes, des croyances, des modifications de tout l'organisme. Un individu au réveil d'un accès épileptique voit une hache auprès de lui: la perception de la hache éveille la tendance aux actes dans lesquels la hache est un élément et il frappe autour de lui à tort et à travers. Un autre dans un état de sommeil particulier entend prononcer le mot »un jardin rempli de fleurs«, il rêve aussitôt à des fleurs, il est convaincu qu'il les voit et qu'il en respire le parfum. Dans les deux cas la tendance évoquée s'est réalisée complètement. C'est évidemment là un caractère important de ce phénomène que nous séparons des autres réactions sous le nom de suggestion.

Une dernière restriction me semble encore nécessaire. Cette réalisation plus ou moins complète d'une tendance est le plus souvent le résultat d'un travail, d'un effort de la volonté dans lequel interviennent les autres tendances et la personnalité tout entière. Ce travail se fait lentement, d'une manière très irrégulière il donne au sujet l'impression d'une œuvre personnelle dont il a la conscience et le

[1]) Rapport sur les problèmes psychologiques de l'émotion. Revue neurologique, 30 Décember 1909.

souvenir. Au contraire, dans les faits dont nous parlons, ce développement semble se faire rapidement et régulièrement sans efforts, sans participation des autres tendances ni de la personnalité qui souvent a très peu conscience de cette réaction. C'est justement ce caractère de réaction involontaire en quelque sorte mécanique coincidant avec un développement très complet d'une tendance qui a excité l'étonnement et qui a fait considérer les suggestions comme des phénomènes nouveaux inconnus de la psychologie classique. Il me paraît juste de conserver ce sens au mot »suggestion« et de l'employer pour désigner *une réaction particulière de l'esprit humain à certaines perceptions: cette réaction consiste dans le développement complet de la tendance évoquée sans que ce développement soit déterminé par la collaboration du reste de la personnalité.*

Certains auteurs, si je ne me trompe, seraient disposés à restreindre encore plus le sens du mot »suggestion«. Ils précisent encore plus le point de départ de la réaction et ne donnent le nom de suggestion au phénomène que lorsqu'il a pour point de départ une excitation déterminée par une autre personne et par la perception de cette autre personne humaine. Cette remarque est un effet important et nombre de suggestions ont comme point de départ la parole humaine, l'affirmation d'une volonté humaine. Ce caractère social de certaines suggestions tout important qu'il me paraisse ne me semble pas devoir passer avant les autres caractères que je viens de signaler, le développement complet et le développement mécanique de la tendance évoquée. Il ne me semble pas utile de séparer ces suggestions sociales des autres phénomènes absolument du même genre au point de vue psychologique dans lesquels le point de départ de la réaction est la perception d'un objet quelconque ou d'un phénomène simplement physique. Un de mes malades dans certaines circonstances est envahi par l'idée du vol et il accomplit le vol d'une manière toute mécanique simplement parce qu'il a vu devant lui un bijou ou une pièce d'argent, un autre accomplit le vol parce qu'un autre homme lui parle de voler. Ce sont deux phénomènes psychologiques du même genre qu'il ne faut pas séparer, quoique ce soient deux variétés différentes. Il suffirait à mon avis d'admettre trois variétés importantes de la suggestion: 1° les suggestions simples dans lesquelles la réaction a comme point de départ une perception quelconque; 2° les suggestions sociales où le point de départ est la perception par un sens quelconque de la pensée d'un autre homme; 3° les suggestions expérimentales où le point de départ est déterminé par un autre homme avec l'intention de provoquer ce développement mécanique d'une tendance. Ces trois variétés présentent des détails et des lois particulières, mais il suffirait pour apporter de la clarté dans le langage psychologique de s'entendre sur les propriétés générales du phénomène que l'on désigne sous le nom de suggestion.

II. La Description.

Quand les membres de la Société se seront entendus sur le sens du mot »suggestion«, sur le phénomène particulier que l'on désigne par ce mot, ils pourront utilement aborder un second travail très important. Il faut décrire exactement les phénomènes particuliers déterminés par le développement des suggestions dans tel ou tel cas: il faut s'entendre sur les phénomènes qui sont communs qui existent régulièrement dans toutes les suggestions même dans les suggestions expérimentales et sur les phénomènes qui sont exceptionnels qui se présentent dans certains cas de suggestion simple, mais qu'il est difficile et rare de reproduire artificiellement: en un mot il faudrait déterminer avec précision dans tous les cas les limites de la suggestion.

Voici à ce propos quelques problèmes simplement à titre d'indications:

1° Il semble entendu que la suggestion détermine des mouvements et des actes: la réalisation d'une tendance, le passage de l'état latent à un degré de tension psychologique supérieur détermine évidemment des actes. Mais les actes eux-mêmes peuvent avoir toutes sortes de degrés de tension et de réalité différents et l'analyse psychologique a été très insuffisante. La difficulté a été bien sentie à propos des suggestions dites criminelles. Au moment du premier enthousiasme irréfléchi, les expérimenteurs suggéraient à un sujet quelconque de tuer M. le président du tribunal ici présent dans le laboratoire avec un rouleau de papier transformé pour la circonstance en un révolver. Le sujet n'hésitait pas et exécutait la chose de la façon la plus parfaite: On en concluait qu'il suffisait d'une simple parole prononcée devant n'importe quel sujet pour déterminer le déclanchement d'une tendance criminelle qui se réalisait complètement. Les suggestions criminelles devenaient ainsi extrêmement importantes et constituaient un véritable danger social. Les critiques n'ont pas tardé à répondre que des expériences de ce genre ne signifiaient rien, car les sujets se rendaient parfaitement compte de leur peu de sérieux et n'auraient probablement rien exécuté du tout si les choses avaient été un peu plus réelles. Ces critiques en concluaient que des suggestions criminelles n'existaient pas.

Ces deux conclusions me semblent aussi fausses l'une que l'autre. Sans doute les premières expériences ne signifiaient pas grand chose: L'exécution d'une idée sous forme de simulacre, de jeu, de mensonge, n'est qu'un commencement de réalisation et ne montre dans la tendance qui se développe qu'une faible tension psychologique. C'est pour cela, comme on le sait, que les névroses à tension psychologique faible se complaisent dans le mensonge, la simulation. La réfutation de ces expériences ou plutôt des théories que l'on en tirait était trop facile. Mais il ne faut pas en conclure à mon avis que des actes réels et même des actes criminels ne puissent être produits par le mécanisme de la suggestion. Il suffit d'observer les actes réels des malades pour en être convaincu et on a décrit bien souvent des faits de ce genre. Ils se produisent le plus souvent à la suite de suggestions simples ou de suggestions sociales involontaires. Mais je crois avoir recueilli trois cas assez nets où des suggestions par la parole adressées volontairement à des individus particuliers dans un état mental spécial ont déterminé de véritables crimes. Il est indispensable de constater que ces faits sont très rares et qu'ils ne se produisent que dans des conditions très spéciales.

Ce problème ne se pose pas seulement à propos des actes criminels, il se pose à propos de tous les actes suggérés. On suggérait à un individu quelconque qu'il avait le bras droit paralysé ou contracturé: il laissait tomber son bras flasque ou il le tenait tout raide. Faut-il en conclure immédiatement que des suggestions expérimentales peuvent produire rapidement sur un grand nombre de personnes et dans toutes les circonstances des paralysies et des contractures? En aucune façon. On peut faire les mêmes remarques que précédemment: le sujet sait bien que c'est un jeu, que cette raideur momentanée de son bras ne trouble actuellement aucun acte utile, qu'elle sera supprimée avant le déjeuner, etc. C'est encore un degré faible de réalisation.

Ce qui caractérise la vraie paralysie ou la vraie contracture c'est qu'elle persiste malgré le besoin que le sujet a de son membre, qu'elle l'empêche de manger comme les autres, de continuer son métier, de gagner sa vie. Ces choses ne peuvent être vérifiées que lorsque la paralysie dure longtemps. C'est la persistance de la paralysie pendant un temps très long et au milieu de circonstances variées qui prouve sa réalité. Dans combien de cas a-t-on vérifié ces choses à propos de paralysies suggérées? C'est le problème de la durée des suggestions que j'ai longuement étudié l'année dernière devant la société psychologique de Paris et dont on devrait bien reprendre l'étude. On verrait que les suggestions expérimentales prolongées pendant quelques jours seulement sont déjà fort rares et qu'elles ne se rencontrent que chez des malades particuliers, dans des circonstances déterminées. D'ordinaire les suggestions ne durent que quelques minutes ou quelques heures. Toute cette étude est à reprendre en évitant de prolonger et de généraliser les faits démesurément par l'imagination et en déterminant exactement les circonstances du phénomène.

2° La réalisation d'une tendance comporte des croyances, c'est ce qui apparaît évidemment dans les suggestions d'hallucination. Les mêmes discussions pourraient être répétées ici, car les expériences sont encore plus délicates. La société a toute une étude à faire sur les degrés de croyance qui accompagnent les réalisations des suggestions chez telle ou telle catégorie de malades.

3° Enfin la réalisation d'une tendance comporte des modifications plus ou moins importantes des fonctions viscérales. Après l'enthousiasme des premiers temps est survenu un très grand scepticisme. La société aurait une œuvre excellente à faire en précisant exactement les transformations organiques déterminées réellement par de véritables suggestions. Il faut ici se méfier de la simulation volontaire ou involontaire, il faut aussi éviter soigneusement de confondre les phénomènes de l'émotion et la suggestion dont le mécanisme n'est pas le même.

III. Les Théories de la Suggestion.

La plupart des auteurs qui parlent de la suggestion et qui conseillent de se servir de ce phénomène pour un but thérapeutique ne cherchent aucunement à l'expliquer ni à préciser sa nature. Aussi les théories de la suggestion sont peu nombreuses et peuvent se rattacher à trois principales.

1° *La suggestion est un phénomène d'attention.*

On trouve des idées de ce genre dans les livres de Braid, de Hack-Tuke et de Liébault: cette conception est récemment bien développée dans le dernier livre de Münsterberg, Psychotherapy, 1908. Le développement des éléments contenus dans la tendance éveillée par la suggestion, l'arrêt de toutes les tendances opposées sont comparées aux phénomènes analogues que l'on observe dans le travail mental et dans l'effort d'attention dirigée sur un point précis.

Cette conception me paraît avoir été déjà bien critiquée dans le travail de M. Bramwell publié dans les Proceedings de la Société anglaise des recherches psychiques, 1896, p. 216. M. Bramwell fait observer que l'on peut faire passer très facilement le sujet d'une suggestion à une autre et même quelquefois lui donner plusieurs suggestions à la fois. Il faudrait admettre que le sujet a successivement ou simultanément une série de crampes de l'attention portant sur des points différents et qu'il passe rapidement de l'une à l'autre: cela est invraisemblable et tout-à-fait contraire à ce que nous savons de l'attention qui est lente à se fixer et surtout lente à se déplacer.

A plusieurs reprises dans mes travaux précédents, en 1889 et 1893, j'ai longuement insisté sur des observations du même genre: j'ai essayé de montrer que les individus suggestibles loin d'avoir cette puissance invraisemblable de l'attention sont des individus distraits, incapables de volonté et d'attention, que leur suggestibilité disparaît quand leur puissance d'attention se développe et qu'ils arrêtent le développement des suggestions précisément en faisant attention. Dans notre étude précédente sur la désignation nous avons déjà insisté sur le caractère automatique de la suggestion par opposition au caractère personnel et volontaire de l'attention.

2° La suggestion est un phénomène de docilité.

Cette conception intéressante a été soutenue, si je ne me trompe, par M. Forel et par M. Vogt. Dans cette conception la tendance suggérée ne se développe pas isolément par elle-même, mais elle éveille une autre tendance plus générale et plus importante, la tendance à l'obéissance, à la confiance dans la parole des supérieurs et c'est cette tendance à la docilité qui fortifie et développe la première. Quelques auteurs ont été plus loin encore et ont fait intervenir dans la suggestion les instincts sexuels et le désir d'obéir, le besoin de s'abandonner que l'amour peut inspirer. Cette interprétation très intéressante renferme une partie de la vérité. Je crois cependant qu'elle laisse de côté des phénomènes importants. Il faut d'abord bien observer qu'il ne s'agit pas de docilité volontaire et réfléchie ce qui nous ramènerait à l'interprétation précédente. Il s'agirait du développement automatique de la docilité ou de l'amour qui existe en effet quelquefois.

Il me semble difficile de soutenir que cette disposition à l'obéissance automatique existe chez tous les individus suggestibles. Beaucoup sont au contraire très peu dociles si on ne se place pas pour leur commander dans des conditions très spéciales. En second lieu quand cette docilité automatique existe, quand cette tendance à l'obéissance irréfléchie est développée d'une manière exagérée elle prend les caractères d'un phénomène de suggestion et elle nous propose les mêmes problèmes.

Enfin, je ne trouve pas juste de limiter la suggestion au seul phénomène déterminé par l'autorité de la parole humaine: Beaucoup de faits de suggestion se présentent à la suite de perceptions accidentelles déterminées par des circonstances où aucune autorité humaine n'est intervenue. Dans une crise de somnambulisme naturel une jeune femme errait au hasard, elle butte contre une brouette, elle la prend et se met à la pousser pendant une heure entière autour de la cour. Il en était de même dans ces crimes déterminés par la rencontre d'une hache, dans ces vols déterminées par la vue d'un objet brillant etc. Ces faits sont pour moi des suggestions et même des suggestions particulièrement typiques: ils ne présentent aucun phénomène de docilité. Ces suggestions par docilité me semblent n'être qu'un cas particulier d'un phénomène plus général et elles ne peuvent pas l'expliquer.

3° *La suggestion phénomène d'automatisme monoidéique.*

C'est la conception déjà ancienne présentée en particulier par M. Ch. Richet que j'ai essayé de développer et de préciser. Toutes nos tendances, lorsqu'elles sont évoquées, sont naturellement disposées à se développer par elles-mêmes, mais leur développement est d'ordinaire enrayé par le développement des autres tendances éveillées simultanément et surtout par le développement de la personnalité. La suggestion se produit quand pour une raison quelconque une tendance est éveillée dans un état plus ou moins complet d'isolement. Cela arrive en particulier dans deux cas, quand elle peut se développer à part, séparée des autres tendances, dans les phénomènes de distraction et de subconscience et aussi quand elle se développe dans un esprit actuellement incapable de réunir plusieurs pensées simultanément.

IV. Les Conditions de la Suggestion.

Au point de vue pratique il est surtout important de rechercher à quel moment et de quelle façon se produit le phénomène de la suggestion soit pour reconnaître les circonstances qui favorisent la production des suggestions dangereuses, soit pour faire à propos des suggestions thérapeutiques: c'est le problème des conditions de la suggestion.

1° *La suggestion est un phénomène normal et général.*

Ceux qui emploient le mot »suggestion« pour désigner un phénomène psychologique quelconque la trouvent naturellement partout dès qu'il y a de la pensée. Pour eux la suggestion n'a aucune condition ou elle n'a que des conditions générales qui déterminent l'existence d'une pensée humaine quelconque; c'est là ce que veulent dire ces auteurs quand ils répètent que la suggestion dépend de la suggestibilité, disposition normale et universelle.

Pour moi c'est un jeu de mots que d'expliquer la suggestion par la suggestibilité: un phénomène fût-il normal à des conditions déterminées dans d'autres phénomèmes qu'il faut préciser. Chez l'homme normal le développement des tendances n'est automatique que dans ses degrés les plus inférieurs; ce qui est universel, c'est l'évocation des tendances qu'il ne faut pas confondre avec la suggestion. Mais dès qu'une tendance avance vers sa réalisation elle est contrôlée, équilibrée par les autres tendances et par l'ensemble de la conscience. Elle ne se transforme en suggestion proprement dite, c'est-à-dire elle parvient automatiquement à une réalisation exagérée que dans des conditions particulières.

2° *La suggestion dépend de conditions sociales.*

Les auteurs qui font jouer un rôle à la docilité dans l'interprétation des suggestions sont disposés à accorder plus d'importance à certaines conditions sociales où cette tendance à l'obéissance sans contrôle est plus développée. Pour eux les individus vraiment suggestibles sont les enfants, les écoliers, les jeunes soldats, les domestiques. Cette conception était importante car elle déterminait d'une manière assez précise la catégorie de personnes sur lesquelles on pourrait essayer avec plus de chances de succès le traitement suggestif.

J'avoue que mes observations ne sont pas entièrement d'accord avec celles de ces auteurs. Je n'ai pas trouvé que les individus de ce genre soient particulièrement suggestibles, quand on veut bien ne pas trop confondre la suggestion avec la docilité volontaire. D'autre part j'ai souvent vu des individus très suggestibles appartenant à de toutes autres catégories sociales. D'ailleurs la disposition à la suggestion varie énormément chez le même individu selon son état de santé physique et morale, quoiqu'il conserve la même situation sociale.

3° *La suggestion est un phénomène le plus souvent pathologique.*

L'isolement des idées n'est pas l'état le plus commun de notre pensée qui comporte presque toujours un certain degré de dispersion. Il faut un état de distraction puissante pour qu'une tendance puisse se développer seule, sans réveiller les tendances opposées. Il faut que l'esprit soit momentanément ou d'une manière durable incapable de développer simultanément plusieurs tendances, de les réunir dans une même conscience, de les opposer. Le problème de la suggestion se rattache au problème du rétrécissement du champ de la conscience. La fatigue, le sommeil, certains états déterminés par des intoxications, certains troubles émotionnels et surtout certaines névroses réalisent ces conditions.

Par crainte de rendre trop long ce rapport, je ne puis entrer ici dans l'étude des applications thérapeutiques. Il serait facile de tirer les conséquences pratiques de ces études psychologiques indispensables au début. On verrait facilement que la suggestion ne peut devenir un procédé usuel de traitement que dans des cas assez particuliers et qu'elle ne peut pas être appliquée à tort ou à travers à n'importe quel trouble pathologique. Mais on verrait aussi que dans ces conditions bien déterminées ce mode de traitement à une grande valeur et qu'il mérite d'occuper une place importante dans l'ensemble des médicaments moraux. En effet il ne faut pas oublier que la suggestion n'est pas le seul traitement moral possible, qu'il y en a un très grand nombre d'autres qui doivent la remplacer dans les cas ou elle est inapplicable ou inutile.

La Société de psychothérapie aurait une belle œuvre à entreprendre si elle étudiait avec précision la désignation, l'interprétation et les conditions de chacun de ces autres médicaments moraux comme elle a désiré le faire cette année pour la suggestion.

Diskussion.

Vogt. *Bevor wir die einzelnen Punkte entwickeln, möchte Herr Bernheim kurz seine gesamten Anschauungen in Zusammenhang auseinandersetzen.*

Bernheim-Paris. M. *Janet* ne croit pas qu'il faille donner au mot suggestion une extension illimitée, comme je l'ai fait, en appelant de ce mot tout phénomène de conscience, car toute impression, toute idée éveillée dans le cerveau et qui actionne ce cerveau.

Pour M. *Janet* le mot suggestion implique quelque chose de particulier. Elle se réalise avec précision, mécaniquement, sans désordre émotif. Elle se développe complètement sans tendance opposée, et se réalise rapidement au plus haut degré de tension psychologique, par une réaction presqu'involontaire.

Sans discuter toutes ces assertions je dois maintenir ma définition et ma conception du mot suggestion. J'ai dit: «La suggestion est un phénomène normal; c'est la mise en activité d'une propriété physiologique du cerveau humain: la suggestibilité.» Ce n'est pas un jeu de mots, comme le pense M. *Janet* que d'expliquer la suggestion par la suggestibilité.

La suggestibilité est la propriété qu'a le cerveau humain de recevoir ou d'évoquer des idées et sa tendance à réaliser ces idées, à les transformer en actes. Un cerveau comateux n'est pas suggestible, puisqu'il n'a aucune idée; un cerveau d'idiot est peu suggestible, puisqu'il a peu d'idées. Toute idée, qu'elle soit communiquée par la parole, par la lecture, par une impression sensorielle, émotive, viscérale, qu'elle soit évoquée par le cerveau, est en réalité une suggestion.

Toute suggestion tend à se réaliser, mais le cerveau ne peut pas toujours la réaliser ou la réalise incomplètement. Je dis à quelqu'un: levez-vous. Ce quelqu'un se lève. La suggestion s'est réalisée; l'idée acceptée est devenue acte.

Je répète l'injonction ou suggestion au même sujet plusieurs fois. Ennuyé de mon insistance, il ne se lève plus; il résiste; il oppose sa volonté à la tendance instinctive à réaliser l'idée suggérée. La suggestion ne réussit plus, parce que le sujet résiste, il ne veut pas.

Cet autre a de la douleur ou de la paralysie des jambes. Je lui dis de se lever. Il essaie et ne peut pas. La suggestion ne réussit pas, parce que le sujet ne peut pas. L'idée veut, mais ne peut pas devenir acte. Le cerveau ne peut pas tout ce qu'il veut.

Certains cerveaux peuvent réaliser ce que d'autres ne peuvent pas, bien que la docilité soit la même. Je suggère à plusieurs de l'analgésie, du sommeil, des hallucinations. Certains peuvent, d'autres ne peuvent pas réaliser l'un ou l'autre de ces phénomènes.

A l'état normal, il y a des facultés de raison, de critique, il y a des volitions instinctives; le contrôle cérébral ou l'instinct du sujet peuvent créer des tendances opposées à celle qu'on veut déterminer.

Ainsi d'une part la crédivité et la docilité du sujet qui font accepter la suggestion, d'autre part l'idéodynamisme qui doit réaliser la suggestion acceptée peuvent être contrecarrés par des tendances psychiques contraires ou par des raisons physiologiques qui empêchent la transformation de l'idée en acte.

Certains états d'esprit peuvent en augmentant la crédivité, en imposant l'idée avec plus de force, ou en renforçant la puissance idéodynamique, favoriser certains modes de suggestibilité.

Telles sont certains émotions, foi religieuse, passions vives, amour, colère, haine, désir exalté, entraînement de l'exemple, imitation, parole persuasive et empoignante. L'exaltation du sentiment diminue le contrôle de la raison. Tel est encore le sommeil qui supprime aussi le contrôle et laisse aux facultés d'imagination tout leur jeu, non réprimée par l'activité cérébrale volontaire; les idées alors, spontanément écloses deviennent images, les rêvasseries flottantes à l'état de veille deviennent hallucinations.

Tous ces mécanismes de suggestions réalisées constituent de la physiologie ou de la psycho-physiologie normale, c'est la mise en activité de la suggestibilité, propriété inhérente au cerveau, variable suivant les sujets, qui peut être exagérée dans certains états d'âme, ou dans le sommeil normal. Ces états d'âme n'ont rien de pathologique à moins d'admettre que le sommeil naturel, ou la conviction ardente et agissante imposée par l'éloquence ne constituent des phénomènes pathologiques.

Mais, dit-on, tous ces faits de la vie courante, c'est bien de la psychologie normale. C'est trop simple pour être de la suggestion, qui est de la psychologie pathologique. Ce que caractérise ce mot, c'est l'étrangeté, la singularité des phénomènes anormaux, voire pathologiques déterminés par elle. Quand on voit un sujet hypnotisé ou suggestionné faire de la catalepsie, de la contracture, de l'anesthésie, des hallucinations, on ne peut s'empêcher de voir là quelque chose d'extraordinaire, d'anormal, d'antiphysiologique et c'est à ces phénomènes qu'on veut réserver le mot de suggestion. La suggestion serait toujours de l'hypnotisme à l'état de veille.

Moi j'ai établi et je montre tous les jours à mes élèves que tous ces phénomènes si singuliers qu'ils paraissent, n'ont rien d'anormal; ils ne sont pas fonction d'un état spécial provoqué dit hypnotique ou de suggestion, mais s'obtiennent chez certains sujets à l'état de veille parfaite, sans artifice de préparation, fonction de leur suggestibilité normale, de leur docilité et idéodynamisme physiologique.

L'attitude cataleptiforme des membres, élastique ou rigide, est un phénomène banal que je rencontre normalement chez beaucoup de sujets, quand ils ont naturellement peu d'initiative cérébrale, ou que cette initiative est diminuée par un état maladif, la fièvre typhoïde, p. ex.

Les anesthésies, et même l'hémianesthésie sensitivo-sensorielle se réalisent très facilement chez beaucoup de sujets nullement hystériques, mais doués d'une certaine impressionabilité nerveuse, par simple affirmation à l'état de veille. Elle peut même être créée par le médecin, à son insu, par la simple exploration qui la cherche et en donne l'idée au sujet. Tel est le mécanisme de l'hémianesthésie dite hystérique qui n'existe pas spontanément et est créée de toutes pièces par le médecin explorateur. Ces faits que j'ai démontrés depuis longtemps ont été confirmés par *Babinski*.

L'hallucinabilité est-elle toujours pathologique? Tous les sujets hallucinables à l'état hypnotique le sont aussi à l'état de veille. Chacun de nous quand il se concentre et ferme les yeux, a des rêves plus ou moins éclatants. Dans le sommeil physiologique, nous avons tous des auto-suggestions, hallucinatoires. Le sommeil est-il un état pathologique?

Rappelons encore un phénomène d'une autre nature. Je suggère à l'état de veille ou dans le sommeil provoqué à divers sujets que leur pouls se ralentit ou s'accélère, la suggestion ne se réalise pas.

Chez d'autres sujets, sans les endormir, sans aucune suggestion verbale, j'enregistre les pouls avec un sphygmographe à transmission sur un cardiographe de Marey, et j'inscris le temps avec un compteur à secondes. Je compte le pouls à haute voix, puis après un certain temps, je compte plus de pulsations qu'il y en a, p. ex 120 au lieu de 80. Puis, après un certain temps, je compte moins de pulsations qu'il y en a, p. ex 45 au lieu de 80. Si ensuite je repère le tracé, je constate que pendant la numération accélérée, le pouls s'est accéléré de 9 à 10 pulsations en moyenne par minute et pendant la numération ralentie, le pouls s'est ralenti de 6 à 7 pulsations par minute.

Voici bien un phénomène anormal, organique créé par suggestion spéciale. L'affirmation directe qui exigeait la crédivité du sujet n'a pas pu la produire. La numération falentie ou accélérée a créé dans le cerveau l'image psychique de rythme ralenti ou accéléré, et cette image imposée à l'insu du sujet sans contrôle, a actionné l'innervation cardiaque. Toute la conception de la suggestion n'est-elle pas dans cette simple expérience?

Je conclus:

Toute idée, toute impression, toute image psychique, tout phénomène de conscience est une suggestion. Toute suggestion tend à se réaliser. Mais elle ne peut pas toujours se réaliser; la résistance du sujet ou un obstacle physiologique peuvent faire inhibition. Certains états d'âme développés spontanément ou expérimentalement favorisent la réalisation de certains suggestions.

Certains symptômes d'apparence étrange, comme l'anesthésie, la contracture, les hallucinations peuvent être réalisés par des cerveaux sains, à l'état physiologique, par un mécanisme physiologique.

1. Definition der Suggestion.

Vogt. Wir beginnen jetzt die eigentliche Diskussion. Die erste Frage ist die, ob wir den weiten Bernheimschen Begriff der Suggestion oder eine Einschränkung desselben befürworten. Nachdem Herr Bernheim seine Definition eingehend verteidigt hat, möchte ich zunächst fragen, ob noch sonst jemand zugunsten der Bernheimschen Auffassung das Wort wünscht.

Paul-Emile Lévy-Paris. La plupart des psychothérapeutes ont, jusqu'aujourd'hui, visé surtout à agir, — ainsi que vient de le montrer encore M. Janet en définissant le mot

»suggestion«, — sur l'automatisme de l'esprit, en »développant des tendances à réalisation exagérée«. Or, l'orientation de la psychothérapie doit être cherchée, comme je me suis depuis longtemps attaché à l'établir, dans un sens tout opposé: elle doit être avant tout, une *Education*, ou, plus exactement encore, une *Education de la Volonté*.

Fermement placée sur ce terrain, la psychothérapie peut et doit, en vérité, se désintéresser de discussions de mots, — tels que celui de suggestion —, qui ne font du reste qu'amener plus de confusion encore. Le mieux, à cet égard, — suivant une solution que j'ai préconisée à maintes reprises, et que je mets pour mon compte personnel en pratique depuis plusieurs années, dans mes diverses publications, — est de ne plus user aucunement de ce mot controversé. Cette solution est d'autant plus justifiée que la notion essentielle incarnée par ce mot: l'*idée-force*, la tendance de l'idée à se réaliser en acte, est devenue aujourd'hui classique. Il suffit donc d'employer le mot »*idée*« et d'indiquer les voies par lesquelles on cherche à faire pénétrer cette idée (par affirmation, douce ou autoritaire, par raisonnement, par persuasion, par l'exemple, par provocation de tel ou tel mouvement, etc).

Hartenberg wendet sich gegen Lévy, man müsse die durch die Praxis am besten bewährte Bernheimsche Definition beibehalten. Babinskys Definition sei falsch und entspreche gar nicht dem Sinn, den die französische Sprache mit dem Worte „suggérer" verbindet. Man könne zwischen Persuasion und Suggestion wohl unterscheiden.

Vogt. *Da niemand mehr zur Verteidigung der Bernheimschen Definition das Wort verlangt, frage ich, ob sich jemand ganz allgemein über die Notwendigkeit der Einengung des Suggestionsbegriffes auszusprechen wünscht.*

De Montet-Vevey. Wenn man den Begriff der Suggestion ganz weit faßt, so kann man kaum mehr von einem Problem der Suggestion sprechen. Gebe ich jemandem einen Begriff, so setze ich voraus, daß er assoziativ befähigt ist. Suggestion besteht immer dann, wenn das Moment der Kritik fehlt. Sobald die Assoziation eine vollständige ist in Beziehung auf die individuelle Struktur, so ist es nicht mehr Suggestion, sondern Perzeption. Faßt man den Begriff aber eng, so wird er sich voraussichtlich mit bereits vorhandenen Spezialbegriffen decken.

Seif. Soll der Begriff der Suggestion nicht durch eine zu weite Fassung, nichtssagend und verwässert werden, so muß er schärfer genommen werden und darum stimme ich im ganzen dem Janetischen Vorschlage zu, den Begriff enger zu fassen. Bis jetzt dürfte die Lippssche Formulierung dieser Forderung immer noch am meisten entsprechen; demnach wäre die Suggestion ein über das bloße Dasein einer Vorstellung hinausgehender psycho-physiologischer Tatbestand, hervorgerufen durch eine Lockerung oder Dissoziierbarkeit der psychischen Einheitsbeziehungen, also durch die Unwirksamkeit von Gegengründen oder Gegenimpulsen, und außerdem durch die besondere Stellung, welche die Vorstellung des Suggerierenden und die Vorstellung dessen, was von ihm ausgeht, in der Seele der perzipierenden Person durch das autoritative, vertrauenerweckende oder sich einschmeichelnde Auftreten jenes gewinnen. Diese Auffassung kommt auch sehr nahe den durch die psychoanalytische Methode gewonnenen Erfahrungen.

Forel. M. *Bernheim* définit la suggestion comme l'action psychogène de toute idée-force et propose de supprimer le mot, puisque ainsi toute pensée devient synonyme de suggestion. Il m'est impossible de suivre ici mon honoré maître. A mon avis M. *Bernheim* étend aujourd'hui beaucoup trop le sens du terme de suggestion. C'est un tort général en psychologie que celui d'étaler beaucoup trop le sens des notions auxquelles on s'affectionne, en les faisant empiéter sur leurs voisines, si bien que finalement les notions plus ou moins voisines en arrivent à se manger les unes les autres, et cela d'une façon souvent contraire selon les sympathies des auteurs.

A mon avis le sens du terme de suggestion doit être restreint. Alors il n'est plus du tout inutile, ni synonyme des autres termes.

Vogt. *Wir haben jetzt zu erörtern, in welcher speziellen Weise diejenigen, welche den Begriff der Suggestion einschränken wollen, dieses zu tun wünschen. Hier haben wir zunächst zu untersuchen, wieweit es ratsam ist, Suggestion und Gemütsbewegung voneinander zu trennen.*

Bernheim. Il n'y a pas de suggestion sans émotion. Celle-ci est plus forte ou plus faible. Toute idée qui impressionne le cerveau et qui détermine ce cerveau dans un certain sens, produit nécessairement une impression, une émotion.

Trömner. Die deutschen Psychologen werden sich kaum besinnen, diese beiden Begriffe scharf zu trennen, deren Identifizierung nur eine Wiedereinschmelzung gewonnener Erkenntnisse bedeuten würde. Emotionen oder Gemütsbewegungen sind bestimmte komplexe Reaktionen, welche auf jeden beliebigen Sinnesreiz eintreten können, welche aus den namentlich der Wundtschen Schule bekannten psychischen und somatischen Elementen zusammengesetzt sind usf. Das von Herrn Bernheim gegebene Beispiel müßte wohl als Mitbewegung, aber nicht als Suggestion bezeichnet werden.

(Gegen Herrn Seifs Bemerkung über Suggestion und Liebe). Trömner würde eine „Befruchtung" der Suggestionslehre durch Freudsche Ideen auf das lebhafteste bedauern. Psychologisch würde das Hereinschieben von völlig unerwiesenen Hypothesen in dieses eben im Klären begriffene Gebiet nur verwirrend wirken. Auch aus praktisch sozialen Gründen — man denke an den Prozeß Czynski — sollte jeder Hypnotiseur theoretische Insinuationen derart a limine abweisen. Daß die beliebtesten Ärzte nicht selten auch die geliebtesten sind, wissen wir alle; deren Einfluß aber zeigt sich auf allen andern Gebieten persönlicher Beeinflussung eher als auf dem der hypnotischen. Jede exakte Suggestivbehandlung würde durch die erwähnten Momente eher beeinträchtigt als gefördert werden.

de Montet. Wenn man vom Gesichtspunkt ausgeht, daß die Struktur mit geringerer Assoziabilität vorwiegend affektiv, diejenige mit höherer vorwiegend intellektuell wirkt, so läßt sich Suggestion und Emotion nicht trennen.

Man kann ferner auch zwischen Intellekt und Affektivität nicht anders als nach dem assoviativen Verhalten unterscheiden.

Graeter-Basel erinnert an die Studie Bleulers über „Affektivität, Suggestibilität und Paranoia" (Verlag von Karl Marhold 1906), die er als eine der bedeutendsten Arbeiten der letzten Jahre über Hypnose ansieht. Dort wird eine interessante Parallele zwischen Suggestion und Affekten durchgeführt. Sicher scheint, daß eine Suggestion ohne Fixierung der Aufmerksamkeit nicht möglich ist, ebenso wie ohne Zuwendung von Aufmerksamkeit auch kein Affekt entstehen kann.

Die Heilwirkung einer Suggestion scheint dem Sprecher nur durch Einwirkung auf die Affektivität möglich zu sein und „je größer der Gefühlswert einer Idee, um so ansteckender ist sie." Es scheint also trotz Janet, vieles darauf hinzuweisen, daß suggerieren identisch sei mit „Wecken von Gefühlen". Darauf beruhe auch die „ideodynamische" und „dissoziative" Kraft einer Suggestion.

Vogt. Darüber sind wir uns wohl alle einig, daß eine mit einem starken Gefühl verbundene Suggestion eine stärkere Wirkung hat als eine eines solchen Gefühls entbehrende. Diese Tatsache haben wir hier aber auch gar nicht zu diskutieren. Ebensowenig hat Herr Janet in seinem Referat die Frage angeschnitten, ob eine Suggestion ohne jede Gefühlsbetonung vorkommt. Die Frage ist vielmehr die, ob jene starke Gefühlsbetonung, welche wir als Gemütsbewegung bezeichnen, eine unerläßliche Vorbedingung für die Realisation einer Suggestion ist. Und da scheint mir die tägliche Erfahrung unbedingt das Gegenteil zu beweisen. Wir können suggestiv starke Wirkungen, wie Hypnose, Katalepsie, Anästhesie usw., erzielen, ohne daß die momentane Gemütslage der Versuchsperson durch die Suggestion irgendwie stärker beeinflußt wird. Ich bin daher durchaus der Ansicht von Janet und Trömner, daß wir im Interesse der psychologischen Analyse die Begriffe „Suggestion" und „Gemütsbewegung" scharf voneinander trennen müssen, mögen sie sich auch in der Therapie und der Pathogenie oft genug assoziieren.

Semon. Ich finde eine solche Unterscheidung schwacher und starker Gefühle sehr wenig präzise.

Vogt. *Wir kommen jetzt zu einer weiteren Einschränkung des Suggestionsbegriffes. Unser Referent will den Begriff der Suggestion auf diejenigen Fälle beschränkt wissen, wo eine gefühlsschwache Vorstellung ein ungehemmtes und zugleich unwillkürliches und oft wenig bewußtes Auftreten der durch sie angeregten Tendenz nach sich zieht.*

Forel. Ce qui est caractéristique dans la suggestion, c'est le fait qu'enré veillant fortement, à l'aide souvent d'une intonation appropriée, l'idée ou le sentiment qu'il représente, un mot ou un geste (représentant une idée ou un sentiment) vient dissocier les associations usuelles des complexus d'engrammes qui ont l'habitude d'apparaître à notre conscience. Il intervient mécaniquement dans l'automatisme subconscient de notre cerveau, en y provoquant des effets inhibiteurs ou dynamogéniques selon les cas. Voilà pourquoi l'effet de toute suggestion nous apparaît comme quelque chose qui nous étonne, qui nous surprend contre notre volonté, c'est-à-dire contre l'enchaînement logique et conscient de nos pensées à l'état de veille. Tel le cas où je lève le bras d'un hypnotisé en lui déclarant qu'il ne peut plus le baisser; malgré ses efforts il n'y parvient pas. Ou encore le cas où je lui suggère une hallucination qu'il voit ou qu'il entend; ou celui où je lui supprime un mal de tête d'un seul mot. Dans tous ces cas le suggéré est surpris de l'effet et ne se rend nullement compte du mécanisme qui l'empêche de baisser son bras, qui lui fait voir ou entendre l'hallucination, ou qui lui enlève son mal de tête. C'est là tout autre chose que la persuasion par l'idée ou par la logique. La logique s'oppose souvent à la suggestion. Dans les trois cas cités le mot, l'idée, le sentiment agissent comme forces, mais d'une façon fort différente, comme on vient de le voir, de la persuasion logique. Si l'on m'explique la théorie d'un aéroplane, qu'on m'engage à aller voir un aviateur et que j'y aille, l'idée a bien produit de la force dans mon cerveau, mais ce n'est pas là une suggestion. Néanmoins la »logique« oratoire, avec ses intonations émotives, agit souvent bien plus par suggestion subconsciente que par persuasion raisonnée et consciente.

Bernheim. Je pense que toute idée est une suggestion; je ne pense pas que le mot de suggestion implique un processus spécial de dissociation mentale.

Toute idée est une suggestion. Mais la suggestion peut être faite et ne pas se réaliser; si je dis à quelqu'un de dormir et qu'il ne peut pas, j'ai bien fait la suggestion, mais le cerveau du sujet n'a pas pu la réaliser.

Si je dis à deux sujets: »Votre bras est raide«, tous les deux peuvent me croire. Mais l'un constate que son bras n'est pas devenu raide: la suggestion ne s'est pas réalisée. L'autre constate qu'il est devenu raide; chez lui l'idéo-dynamisme spécial pour cet acte est plus développé: c'est un fait d'observation; certains phénomènes psycho-reflexes sont plus accentués chez certains sujets que chez d'autres. Il n'y a là que des mécanismes naturels, physiologiques. Je ne vois pas de dissociation mentale.

Boulenger-Lierneux. Il me paraît intéressant de noter que jamais notre moi ne fonctionne comme un tout complet. Jamais, nous n'associons toutes nos acquisitions psychiques (intellectuelles et morales) en un tout les comprenant toutes. Dèslors, nous ne sommes jamais semblables à nous-mêmes. Car, il est certain par exemple que lorsque je vous parle ici, lorsque je discute avec vous, c'est un tout autre moi qui vous entretient que celuim de ma personnalité écoutant un concert ou que celui de ma personnalité se promenant et s'entretenant avec un commerçant, ou avec un ami qui ne s'occupe que de sport. Ainsi donc, à chaque instant nous nous dissocions et nous reconstruisons une nouvelle personnalité influencée par notre entourage. Et j'insiste sur ce fait des constructions mentales, car avec les mêmes matériaux, nous nous édifions un tout autre aspect psychologique suivant notre entourage. Il suffit de présenter même l'édifice de notre pensée sous un autre angle suivant les personnes auxquelles nous avons affaire pour que nous ne soyons plus la même personnalité morale et intellectuelle. Il est donc certain, que nous ne sommes pas sujet à des dédoublements de la personnalité, mais à des multiples personnalités, quoique pathologiquement il peut se produire que les personnalités se tranchent tellement qu'elles semblent s'ignorer totalement et même l'une d'elle oublier l'autre; cependant ce phénomène moins prononcé est absolument normal. C'est ainsi que pour bien nous rappeler certains événements, il faut que nous nous replacions, nous nous refigurions tout au moins, le milieu dans lequel ils se sont passés. La personnalité de ce moment, c'est-à-dire l'édifice mental de ce moment sera mieux évoquée.

Forel. Je répondrai à M. le Dr. *Boulenger* que sans doute la dissociation a lieu chez l'homme normal, avant tout pendant son sommeil. Le sommeil est un état de dissociation générale, dans lequel les effets suggestifs sont, de ce fait, plus puissants qu'à l'état de veille. A l'état de veille les auto-suggestions et suggestions ou dissociations ne sont qu'incidentes. Les individus chez lesquels la dissociabilité à l'état de veille est exagérée d'une façon pathologique, sont précisément les hystériques qui sont perpétuellement en proie à des auto-suggestions pathologiques. N'oublions donc pas que presque tout dans la pathologie fonctionnelle nerveuse repose soit sur l'exagération, soit au c ontraire sur la diminution ou l'arrêt de phénomènes normaux; ainsi se produit le déséquilibre L'hyperesthésie est une exagération de la sensibilité et l'hypesthésie sa diminution. Il en est absolument de même pour la dissociabilité ou suggestibilité.

Vogt. *Unser Referent möchte sich mit den diskutierten Einschränkungen begnügen. Er hebt aber hervor, daß andere Autoren noch weiter gegangen sind, indem sie die Auslösungsart der Reaktion noch berücksichtigten. Unser Referent unterscheidet in dieser Richtung erstens durch irgendeine Wahrnehmung angeregte Suggestionen, zweitens ungewollte, und drittens beabsichtigte Fremdsuggestionen. Ich schlage vor, auch andere Einschränkungen zur Diskussion zu stellen.*

Trömner ist der Meinung, daß jede gelungene Suggestion folgende wesentliche Merkmale haben müsse:

1. Daß sie eine, meist durch das Wort übertragene, Vorstellung ist;
2. daß diese Vorstellung mit der gegebenen psychischen Konstellation des Empfängers in einem gewissen Widerspruch steht;
3. daß sie kritiklos oder widerspruchslos aufgenommen wird;
4. daß sie mit einer gewissen Intensität apperzipiert wird;
5. daß sie die ihr entsprechenden Vorgänge, Empfindungen oder Innervationen erregt.

Darnach könnte man definieren: „Die Suggestion ist eine paradoxe, d. h. der gegenwärtigen Konstellation mehr oder weniger widersprechende Vorstellung, welche, falls widerspruchslos apperzipiert, die mit ihr assoziierten Komplexe und psychischen Wirkungen erregender oder hemmender Art entfaltet."

Vogt. Ich für meine Person bin der Ansicht, daß man bei der Janetschen Einschränkung des Suggestionsbegriffes zwei Untergruppen machen muß. In der einen Gruppe löst irgendein Reiz die Suggestion aus, wie es z. B. bei den sogenannten „Reizträumen" der Fall ist. In der andern Gruppe ist die bestimmte Idee vom Eintreten der Suggestionserscheinung, d. h. eine „Zielvorstellung", das auslösende Moment. Wenn ich gähne, einfach weil ich jemanden gähnen sehe, so fällt mein Gähnen in die erste Gruppe. Wenn ich aber gähne, weil ich mir gesagt habe: „Jetzt, wo du einen andern hast gähnen sehen, wirst du wohl auch gähnen", so gehört mein Gähnen zur zweiten Rubrik. Die scharfe Trennung dieser beiden Gruppen scheint mir speziell für die medizinische Psychologie von so großer Wichtigkeit zu sein, daß ich in meinen Arbeiten den Suggestionsbegriff auf die zweite Gruppe eingeschränkt habe.

Vogt. *Wir haben damit die Definition der Suggestion erledigt. Als Ergebnis kann ich wohl den Satz aufstellen, daß alle diejenigen, welche für eine Einschränkung des Suggestionsbegriffes eintreten, als charakteristische Merkmale das anerkennen, was unser Referent als die „volle, ungewollte und unkontrollierte Entwicklung der angeregten Tendenz" bezeichnet.*

2. Die Grenzen der Suggestion.

Vogt. *Wir haben jetzt die Leistungsfähigkeit der Suggestion zu erörtern und zwar zunächst ihrer Qualität nach. Die erste Frage ist die, ob es kriminelle Suggestionen gibt.*

Dupré. Spricht Laboratoriumsexperimenten jede Beweiskraft ab.

Forel. D'ordinaire la résistance des sentiments normaux de l'individu à une suggestion criminelle suffit pour empêcher sa réalisation. Mais il ne faut pas s'y fier absolument.

Pour m'en assurer, je fis dans le temps avec un jeune juriste l'expérience suivante à l'aide d'un sujet extrêmement suggestible. Le juriste acheta un révolver et le chargea lui-même avec des cartouches à capsules, mais sans balles. Il prit la responsabilité pleine et entière de ce qui suit:

J'hypnotisai le sujet en question en présence du jeune juriste qui se tenait debout à quelques pas de distance, et je présentai au premier le révolver en lui disant: »Voyez-vous cet individu; c'est une sale canaille, il faut nous en débarrasser. Voilà un révolver, vous allez lui tirer dessus!« Le bonhomme prit le révolver en tremblant et tira sur le juriste. Celui-ci fit semblant de tomber gravement blessé. Il joua très bien son rôle. Là-dessus je dis à l'hypnotisé: »Il n'est pas tout à fait mort, tirez un second coup!« Et mon individu, tremblant comme la feuille, s'avança et tira le second coup. Alors je le réveillai. Il était dans un état d'agitation incroyable, disant en allemand zurichois: »Es isch öppis G'fehlts passiert!« ce qui veut dire à peu près: »Je viens de faire un malheur«. Il transpirait et tremblait de tout son corps. Je l'hypnotisai de nouveau pour le tranquilliser et lui affirmai que rien du tout ne s'était passé et qu'il n'avait tiré sur personne, de sorte que je réuissis à faire passer la chose comme un rêve. Mais ce cas montre à l'évidence qu'il n'est pas impossible de suggérer un crime dans l'hypnose. Il est du reste clair que c'est là un jeu plus dangereux pour celui qui suggère que s'il commettait le crime lui-même ou pervertissait quelqu'un par les moyens usuels.

Dupré. Hält seine Ansicht gegenüber Forel aufrecht und betont nochmals die Unzuverlässigkeit der Angaben so suggestibler Personen.

Bonjour-Lausanne. *Liégeois*, dans son rapport sur les suggestions criminelles présenté à Bruxelles il y a dix ans, a cité une expérience de suggestion criminelle faite par lui en présence d'un avocat. L'expérience a réussi. L'homme auquel on avait suggéré de voler un vêtement a continué de voler, a été pris et a passé en justice. Malgré l'intervention de *Liégeois* et de l'avocat, le voleur fut condamné. On ne peut nier que cet homme a été victime de la science et ensuite ne pas admettre la possibilité de la suggestion criminelle. Pour celui qui a pratiqué la suggestion, il est évident que la suggestion criminelle est tout aussi possible que la suggestion thérapeutique.

Vogt. *Der nächste Punkt, welchen unser Referent zur Diskussion stellt, betrifft die Dauer der Suggestion. Für gewöhnlich nimmt Referent nur die Dauer von einigen Minuten oder Stunden an.*

Forel. Sans doute l'effet de la suggestion est en général durable. C'est le cas de tous les malades que nous traitons et qui demeurent guéris, ce qui est la règle. Exemple:

Une infirmière souffrait de métrorhagies toutes les deux ou trois semaines durant 5 ou 6 jours. Par la suggestion j'arrivai au bout de quelques mois à régler ses menstrues, en les faisant arriver à chaque premier du mois à 7 h. du matin et durer 3 jours. Cet effet fut durable. Plus tard mon infirmière quitta notre asile après être restée guérie sans que j'aie eu besoin de l'hypnotiser de nouveau. Elle se maria et j'eus l'occasion de la revoir à peu près deux ans après sa sortie. Elle était mère d'un enfant et me raconta qu'après son accouchement ses règles étaient revenues tous les mois pendant 3 jours, chaque premier du mois à 7 h. du matin. Il me semble que c'est là un effet durable. Il en est de même des gens constipés qu'on amène à avoir plus tard une selle régulière tous les matins à l'aide de la suggestion. J'ai vu de pareilles personnes demeurer ainsi guéries pendant 7 ou 8 ans et encore plus (jusqu'à leur mort) avec leurs selles régulières.

Vogt. *Die nächste Frage ist die, wie weit die Empfänglichkeit für bestimmte Suggestionen vom Glauben der betreffenden Person abhängt. Hat jemand darüber spezielle Erfahrungen? Wenn nicht, so kommen wir zu der nächsten Frage, der suggestiven Beeinflussung der visceralen Funktionen.*

Bonjour. Je constate que toutes les questions dont nous parlons sont tranchées depuis longtemps. Tous les hypnotiseurs ont fourni depuis 30 ans les démonstrations qu'on demande. Au sujet de la durée de la suggestion, il n'y a pas de limite que celle fournie par la suggestibilité du sujet.

On nous dit: la suggestion ne produit pas de troubles trophiques. C'est possible, mais qui oserait l'essayer? Quant à moi, j'ai cherché depuis 20 ans à éclairer le problème des limites de la suggestion et j'ai démontré que par la suggestion seule, on fait cesser des troubles organiques. Je guéris les verrues rien que par la suggestion, ainsi que j'en ai fourni les premières preuves au Congrès de psychologie de Munich en 1895. Je vous fais passer deux verrues tombées par suggestion dernièrement. J'y joins la lettre du malade qui me l'annonce (des verrues, selon moi, ne peuvent avoir qu'une origine nerveuse). J'ai fait devant le professeur d'obstétrique, des expériences à la maternité de Lausanne et j'ai fait accoucher deux femmes le jour qu'il a voulu et dans le temps suggéré. Dans un cas la suggestion a été faite deux mois avant le jour suggéré pour l'accouchement et tout l'accouchement s'est réalisé comme je l'ai voulu.

Vogt. Ich möchte auf die meiner Ansicht nach einwandfreie suggestive Erzeugung von Blasen durch unser leider abwesendes Mitglied Kohnstamm hinweisen.

de Montet. Für die Entstehung von Pemphygusblasen und ähnlichen trophischen Störungen genügt die Suggestion in keinem Fall. Nach eigenen Versuchen kann ich behaupten, daß es mir sogar in tiefster Hypnose und bei Erweckung einer möglichst reellen Vorstellung (z. B. der Vorstellung des Brennens durch Annäherung der Zigarette an die Haut usw. . . .) nicht gelang ähnliche Erscheinungen hervorzurufen. Wenn also der Fall von Herrn Kohnstamm einwandfrei ist, so muß doch beim Patienten noch ein ganz spezielles dispositives Moment vorhanden gewesen sein.

Vogt. Auch ich bin der Ansicht, daß zur Erzielung von Blasen eine besondere Disposition erforderlich ist.

Bernheim. Je crois que la suggestion fait très rarement de phénomènes trophiques. Certainement cela est possible. La stigmatisée *du Bois-d'Hainant* qui tous les vendredis se suggérait la passion et faisait des stigmates sanguinolents sur ses mains et ses pieds, en est une preuve. Mais expérimentalement, la phlyctène, la brulure suggérée se réalisent très rarement; et je n'ai pas la preuve absolue qu'elles puissent se réaliser; en tous cas, il faut une prédisposition spéciale.

Muthmann. Ich hatte eine Patientin mit einer schmerzhaften mit Rötung verbundenen Affektion des einen Oberarmes. Wir hielten den Zustand der Patientin für eine tuberkulöse Ostitis. Außerdem trat zeitweise Nasenbluten auf. Ohne auf den Fall näher eingehen zu können, teile ich nur mit, daß die erwähnten Symptome sich in unerwarteter Weise zurückbildeten. Zufolge meines Verdachtes, daß es sich um eine psychogene Störung handele, auch um eine Richtschnur für die Therapie zu haben, hielt ich folgendes Experiment für geboten:

Ich hypnotisierte die Kranke und suggerierte ihr, sie werde sich nach dem Erwachen in die Zeit zurückversetzt fühlen, in der jene Affektion des Arms und das Nasenbluten bestanden habe, und diese Symptome sollten wieder auftreten. Ich füge hinzu, daß bei der Kranken nach dem Erwachen aus der Hypnose völlige Amnesie für die Vorgänge innerhalb derselben bestand.

Einige Stunden nach dem Erwachen war auf dem linken Arm eine handtellergroße heiße, ziemlich intensive Rötung und Schwellung zu sehen, die sich von der Umgebung scharf abgrenzte, ferner gab die Kranke an, sie habe das Gefühl, die Nase sei innen geschwollen. Expektorierter Speichel war schwarzrot blutig, ebenso direktes Nasensekret aus dem linken Nasenloch.

Ich schläferte die Kranke von neuem ein und hob die Suggestion wieder auf. Einige Stunden später war das Gefühl des Geschwollenseins in der Nase verschwunden, der Arm war abgeschwollen, nicht mehr gerötet, die Temperatur gleichmäßig und die Schmerzen vergangen.

Was den Arm angeht, so ließ ich, um Selbsttäuschungen zu entgehen, die objektiven Symptome durch einen nicht interessierten Kollegen kontrollieren. Die genannten Symptome waren jedoch so auffallend, daß eine Selbsttäuschung und Täuschung ausgeschlossen gewesen wäre, wiewohl man ja vor den Täuschungsversuchen Hysterischer nicht genug auf seiner Hut sein kann.

Mohr-Coblenz hat bei Menstruationsanomalien in einer Reihe von Fällen gute Erfolge erzielt, aber erst, als er an Stelle der imperativen Suggestionen die Gefühlskomponente mehr heranzog, also nicht einfach suggerierte: „die Periode tritt an diesem bestimmten Tage ein", sondern: „Sie werden um diese Zeit allmählich in einen ganz ähnlichen Gefühlszustand kommen, wie wenn die Periode aufträte" nebst genauer Schilderung dieser Gefühlslage. Auch ist ihm aus Gesprächen mit Hecker (Wiesbaden) bekannt, daß dieser einem jungen Mediziner in Gegenwart einer größeren Zahl anderer Wiesbadener Kollegen die Suggestion gab, es würde binnen 5 Minuten eine umschriebene starke Rötung und Quaddelbildung auf der Stirn entstehen, was auch nach 5 Minuten prompt realisiert wurde, ja bei nochmaliger Wiederholung des Experiments entstand auf der symmetrischen Stirnseite eine ebensolche Bildung.

3. Theorien der Suggestion.

Vogt. *Als erste Theorie stellt der Referent die Aufmerksamkeitstheorie zur Diskussion.*

Gräter verteidigt diese Theorie.

Vogt. *Wenn sich sonst niemand zugunsten dieser Anschauung aussprechen will, können wir zum nächsten Punkt übergehen. Als zweite Theorie behandelt der Referent die Zurückführung der Suggestion auf Fügsamkeit. Ich möchte vorschlagen, gleichzeitig die Auffassung der Suggestion als eines Phänomens des monoideistischen Automatismus oder eines Dissoziationszustandes, wie sich andere Psychologen ausdrücken, zu diskutieren. Ich glaube, daß wir so Wiederholungen vermeiden werden. Ebenso möchte ich die Abhängigkeit der Suggestion vom sozialen Milieu hiermit zur Diskussion stellen.*

Forel. M. *Pierre Janet* croit que je considère la suggestion comme un phénomène de docilité. Je ne sais vraiment pas, où M. *Janet* a pu se faire une pareille idée de mon opinion. Jamais et nulle part je n'ai rien dit ni écrit de semblable.

Vogt. Auch ich verstehe nicht, wie Janet mir eine Zurückführung der Suggestibilität auf Gehorsam zuschreiben kann. Ich habe immer die Ansicht vertreten, daß die Suggestibilität eine besondere Art der Dissoziierbarkeit darstellt, die mit anderen Charaktereigenschaften nicht identifiziert werden kann. Seit den Tagen, wo mich mein Lehrer Forel mit den Erscheinungen der Suggestion und der Hypnose bekannt machte, habe ich der Frage meine Aufmerksamkeit zugewendet, ob eine konstante Proportionalität zwischen der Suggestibilität und irgendeiner anderen Charaktereigenschaft sich nachweisen ließe. Ich habe eine solche Proportionalität nicht auffinden können. Speziell ist Dozilität und unkritischer Sinn zur Realisierung ausgesprochener Suggestionen nicht notwendig. Das geht auch aus dem Zustandekommen gewisser Autosuggestionen hervor, bei denen die eben genannten Eigenschaften gar nicht in Wirksamkeit treten können. Jeder von uns kennt wohl nie durch Fremdsuggestionen hypnotisierte Menschen, welche sofort einschlafen können, wenn sie wollen, d. h. also Menschen, die autosuggestiv Schlaf bei sich erzielen können. Ich erinnere dann speziell noch an Kant, der sich in eine Autohypnose versetzte und sich selbst Kopfschmerzen wegnahm. Will man Kant deshalb etwa zu den unkritischen Menschen rechnen? Dementsprechend muß ich auch mit unserem Referenten der Ansicht entgegentreten, daß die Suggestibilität besonders vom sozialen Milieu abhinge. Selbstverständlich wird Hang zum Gehorsam in einem gegebenen Fall die Suggestibilität steigern können. Ebenso ist jemand leichter zu beeinflussen, wenn er dem Suggerierenden besondere suggestive Kräfte zuschreibt. Aber notwendig sind diese Bedingungen nicht.

Hattingberg meint, es stünde die Frage noch offen, ob zu der Dissoziation nicht noch etwas dazu kommen müsse, damit eine Suggestion ihre volle Wirkung entfalten könne, wie z. B. die unterbewußte Tendenz des Hypnotisierten, dem Hypnotiseur etwas zuliebe zu tun. Damit würde sich auch der so sehr verschiedene Erfolg der Suggestion bei Hysterischen erklären lassen.

Seif. Die von Forel und Vogt abgelehnten, weil ihnen fälschlich zugeschriebenen Bedingungen der Suggestion, nämlich die Gläubigkeit und den Gehorsam, empfehle ich doch dringend Ihrer Beachtung. Freud schon und in noch ausführlicherer Weise Ferenczi in seinem vortrefflichen Aufsatze „Introjektion und Übertragung" haben auf den Zusammenhang zwischen Hypnose und der masochistischen Komponente des Sexualtriebes aufmerksam gemacht, welch letztere in der Gläubigkeit und vor allem im lustvollen Gehorchen ihren Ausdruck findet. Dies aber bezieht sich auf das älteste Liebesverhältnis unseres Lebens, das zu den Eltern. Das energische, autoritative, sich Glauben und Gehorsam erzwingende Auftreten des Hypnotiseurs erinnert an den Vater, die freundliche einschmeichelnde monotone Weise des Sprechens, das Streicheln der Hand an die gütige Art der Mutter.

Die Übertragung jener Gefühle des im Unbewußten des Erwachsenen schlummernden Kindes auf den Arzt wird so zur Voraussetzung, in dem zu Hypnotisierenden dieselben Gefühle der Liebe oder Furcht, dieselbe Überzeugung der Unfehlbarkeit zu erwecken, mit denen er als Kind zu den Eltern aufschaute (Ferenczi), und so alle der Realisierung der Suggestion etwa entgegenstehenden Vorstellungen oder Impulse auszuschalten oder unwirksam zu machen.

Sollte dieser Sachverhalt nicht auch den wahren Kern jener gelegentlichen witzigen Bemerkungen bloßlegen, den Hypnotisierten helfe alles, was ihr Doktor ihnen sage oder befehle, weil sie alle mehr oder minder in ihn verliebt seien?

Bernheim. La suggestion thérapeutique ne consiste pas à ordonner impérativement; le sujet ne la réalise pas automatiquement; elle consiste plus souvent à inspirer confiance au sujet en affirmant que la chose se fera.

J'ai vu, par exemple, des enfants onanistes qui malgré la suggestion impérative, avec intimidation et corrections continuaient cette pratique. En les traitant avec douceur, leur donnant confiance en eux-mêmes, et leur suggérant, que même si l'idée venait, ils avaient certainement la force de ne plus le faire, que cela ne se ferait plus, qu'ils n'avaient plus peur de cela, ils furent rapidement guéris.

Muthmann. Ich möchte mich der Anschauung, daß das Wesen der Suggestion durch die Begriffe Gehorsam oder Nachahmung oder Ähnliches genügend gekennzeichnet oder erschöpft sei, nicht anschließen. Es ist meines Erachtens ein wesentliches Moment vergessen. Es ist ein Unterschied, ob ein Vorgesetzter einem Untergebenen eine Bewegung anbefiehlt und letzterer sie ausführt, oder ob man einem Menschen suggeriert, er solle den Arm hochheben, und er leistet der Suggestion Folge. Auch die eigentliche Nachahmung erschöpft nicht das Wesen der Suggestion. Ein Mensch, der den Arm aufhebt infolge einer Suggestion, erlebt an sich die suggerierte Bewegung und ein Mensch, der auf Kommando oder auf Nachahmung hin jene Bewegung ausführt, bringt willkürlich seine Muskeln zu der gewünschten Aktion. Ist man Vorgesetzter und durch seine Stellung geschützt, so kann man wohl Gehorsam erzwingen, aber man braucht deshalb noch längst nicht suggestiv zu wirken.

Die Ausübung der Suggestion ist eine künstlerische Tätigkeit. Es handelt sich um die Übertragung einer lebendigen Kraft, eines formenden Elements, das ich produktive Spannung nenne, um eine psychische Befruchtung. Chemische Eigentümlichkeiten des Organismus werden den Grund der Beeinflussungsmöglichkeit im einen und des Gegenteils im anderen Falle bilden.

4. Bedingungen der Suggestion.

Vogt. *Das sub 1 von Janet Ausgeführte scheint mir bei der Definition der Suggestion genügend erörtert zu sein. Ich schlage daher vor, gleich weiter zu gehen. Da die Abhängigkeit vom sozialen Milieu bereits zur Diskussion stand, kommen wir nunmehr zu der Janetschen These, daß die Suggestion in den meisten Fällen eine pathologische Erscheinung ist.*

Forel. Je suis absolument d'accord avec M. Bernheim sur ce point que la suggestion est un phénomène physiologique et non pas pathologique, et à ce point de vue je suis tout à fait en désaccord avec M. Janet.

Vogt. *Alle diejenigen unter uns, welche sich publizistisch geäußert haben, haben sich bereits gegen Janet ausgesprochen. Ich möchte nun fragen, ob jemand zugunsten der Janetschen Auffassung das Wort wünscht. Wenn nicht, so beantrage ich mit Rücksicht auf die vorgeschrittene Zeit Schluß der Diskussion. Ich möchte dann nur noch dem abwesenden Herrn Janet den Dank der Gesellschaft für sein eingehendes Referat hiermit abstatten.*

Sitzungen des 8. August.

Vogt. *Herr Menzerath hat um die Erlaubnis gebeten, vor Eintritt in die Tagesordnung der gestrigen Diskussion über die Suggestion einige Worte hinzufügen zu dürfen.*

Menzerath-Brüssel. Mir will trotz der langen Diskussion scheinen, als ob die eigentliche Grundfrage der ganzen Suggestion bisher mit keinem Worte berührt worden ist, und das ist meiner Ansicht nach die Frage nach dem Rapport, d. h. die Frage nach der Möglichkeit, auf ein anderes Individuum, auf einen anderen Menschen überhaupt Einfluß zu gewinnen. Lassen wir dabei Janets Behauptung beiseite, nach der die von Gegenständen ausgehenden Wirkungen echte, sogar typische Suggestionen seien und beschränken uns der Einfachkeit halber auf das Problem der Übertragung eines seelischen Zustandes auf einen anderen Menschen. Man wird mir beistimmen, wenn ich das als die Grund- und Kernfrage hier bezeichne.

Sagen könnte man nun: die Sache ist sehr einfach, Gehör und Gesicht lassen uns die seelischen Zustände des anderen erkennen. Man hat tatsächlich derartiges behauptet, aber diese Anschauung ist rundweg falsch; ein „Mensch" ist eben weder zu hören noch zu sehen, ausschließlich sind es Töne, oder Worte, die ich höre und Bewegungen an und von Menschen, die ich sehe. Der „Mensch", d. h. das denkende, fühlende, wollende Individuum, liegt dahinter, oder vielmehr „darin". Der Eindruck wird zum Ausdruck, das ist der Anfang der Anthropognosis. Diese Kenntnis aber kann mir nie vom anderen kommen; im Gegenteil, sie muß aus mir stammen; denn ich bin das einzige Individuum, von dem ich weiß, die einzige „selbstbewußte" Persönlichkeit. Zweifellos aber ist, daß ich im anderen dasselbe, kurz also: meinesgleichen sehe, und damit fällt die Frage nach dem Rapport zusammen mit dem Problem der „Einfühlung".

um einen in der deutschen Psychologie wohlbekannten Terminus zu gebrauchen, dessen Erfinder Novalis (Hardenberg) ist. Die andere Frage Janets aber, die der Ideodynamik, ist dann einfach die Frage nach der Nachahmung überhaupt, d. h. jede Vorstellung hat die Tendenz in Bewegung umgesetzt zu werden. Hinter dieser Nachahmung also liegt die „Einfühlung", damit ist die Suggestion abgeleitet, und wenn man sich nicht darauf beschränkt, die Definition des Terminus „Suggestion" mit Rücksicht auf die Psychotherapie oder die Hypnose einzuengen, ein durchaus unstatthaftes Vorgehen, so haben wir in der Suggestion ein absolut normales allgemeines Phänomen zu sehen, das seinerseits für die verschiedensten Gebiete (Linguistik, Mythologie, usw.) gilt, die an sich ebensowenig berechtigt sind, den Terminus nur in ihrem Spezialsinne als richtig gelten zu lassen. Behält man aber den allgemeinen Begriff „Suggestion" bei, so sind die Unterabteilungen eben mit anderen Worten zu bezeichnen.

Verlag von Johann Ambrosius Barth in Leipzig.

KLAGES, Dr. LUDWIG, Die Probleme der Graphologie. Entwurf einer Psychodiagnostik. XI, 270 Seiten mit 178 Figuren und 5 Tabellen. 1910. M. 7.—, geb. M. 8.—.

Es handelt sich hier nicht um ein Lehrbuch zur Verbreitung jener etwas zweifelhaften Kenntnisse von angeblich in der Handschrift fixierten Charakterzeichen, sondern um den ersten Versuch einer Fundamentierung der Wissenschaft vom Ausdruck überhaupt, als dessen zurzeit für die Forschung wichtigste Zone die Tätigkeit des Schreibens ist. Das Buch will nur analysieren und erhofft von der Zukunft das kühnere Wagnis einer Wissenschaft der diagnostischen Synthese.

KLAGES, Dr. LUDWIG, Prinzipien der Charakterologie. Mit 3 Tabellen. VI, 93 Seiten. 1910. M. 2.50, geb. M. 3.50.

Mit den „Prinzipien der Charakterologie" wird unter Betonung alles Prinzipiellen der, wenn auch skizzenhafte, Entwurf eines vollständigen Systems der Charakterkunde geboten und damit zugleich das unerläßliche Supplement zu den „Problemen der Graphologie" von demselben Verfasser.

SCHIEFFERDECKER, Prof. Dr. P., Muskeln und Muskelkerne. Studien über den feineren Bau der Muskeln. IX, 314 S. mit 20 Abbildungen. 1909. M. 10.—, geb. M. 11.—.

Biologisches Zentralblatt: ... Auf die Fülle der in dem Buch niedergelegten und den Anatomen, den Zoologen, den Physiologen, Pathologen, Neurologen und Kliniker in gleichem Maße interessierenden Resultate kann an dieser Stelle nicht näher. des Raumes halber, eingegangen werden. Wir verbinden daher mit dieser kurzen Anzeige des Buches den aufrichtigen Wunsch, es möge die Beachtung finden, auf die es als erster Pfadweiser als ein großes, bisher unerschlossenes Gebiet ein Anrecht hat. Sein Autor kann das wahrlich nicht geringe Verdienst für sich in Anspruch nehmen, als erster gezeigt zu haben, daß die einzelnen Muskeln durchaus spezifisch in ihrem Baue differenzierte Organe sind, deren spezifische Struktur in engstem Zusammenhange mit der jeweiligen funktionellen Beanspruchung steht, ja sogar sehr empfindlich und ev. sehr nachhaltig auf deren Änderung und auf besondere Insulte reagiert.

MÖBIUS, Dr. P. J., Ausgewählte Werke. Band I: **J. J. Rousseau.** XXIV, 311 Seiten mit Titelbild und Handschriftprobe. 1903. M. 3.—, geb. M. 4.50.
Band II u. III: **Goethe.** 3. Aufl. 2 Teile 264 u. 260 S. mit Titelbildern je M. 3.—, geb. M. 4.50.
Band IV: **Schopenhauer.** 2. Aufl. XII, 282 S. mit 13 Bildnissen. 1904. M. 3.—, geb. M. 4.50.
Band V: **Nietzsche.** 3. Abdruck. XI, 194 S. mit 2 Bildnissen. 1909. M. 3.—, geb. M. 4.50.
Band VI: **Im Grenzlande.** Aufsätze über Sachen des Glaubens. XII, 246 S. mit Fechners Bild. 1905. M. 3.—, geb. M. 4.50.
Band VII: **Franz Joseph Gall.** XII, 222 S. mit 5 Taf. u. 7 Fig. 1905. M. 3.—, geb. M. 4.50.
Band VIII: **Über die Anlage zur Mathematik.** 2. Aufl. XI, 272 S. mit 60 Bildertaf., 4 S. Vorwort u. Porträt des Verf. 1907. M. 4.50, geb. M. 6.—.

Prof. Pagel: „Alte, liebe, ja man darf sagen in doppeltem Sinne berühmte Bekannte sind es, die uns in den vorliegenden stattlichen Bänden entgegentreten, nicht allein glänzend konserviert, sondern neu verjüngt, in frischer, lebenskräftiger Gestalt, auch in äußerlich ansehnlichem Gewande. Es ist eine eigene Gattung Literatur, die der bekannte Leipziger Neurologe seit Jahren pflegt und fast allein mit seinen Werken repräsentiert, ein Zweig der medizinischen Kulturgeschichte, d. h. jenes Teils der Geschichte unserer Kunst, der speziell die Betrachtung der Großen und Größten in Philosophie und Literatur vom medizinischen, will sagen, vom pathologischen Standpunkte sich zur Aufgabe macht. Es kann keinem Zweifel unterliegen, daß mit diesen Arbeiten unserer Wissenschaft ebenso neue wie eminent fruchtbare Gesichtskreise eröffnet worden sind usw."

SOMMER, Prof. Dr., Kriminalpsychologie und strafrechtliche Psychopathologie auf naturwissenschaftlicher Grundlage. XII, 388 S. mit 18 Abbildungen. 1904. M. 10.—, geb. M. 11.50.

LOEB, Prof. Dr. JACQUES, Untersuchungen über künstliche Parthenogenese und das Wesen des Befruchtungsvorganges. Deutsche Ausgabe unter Mitwirkung des Verf. herausgeg. von Prof. Dr. E. Schwalbe, Heidelberg. VIII, 532 S. mit 12 Abb. 1906. M. 7.50, geb. 8.50.

Dieser Band enthält die hochinteressanten Versuche über jungfräuliche Zeugung und werden hier vom Verfasser selbst dargestellt. Sie zeigen, daß sicher die Eier der Würmer und Mollusken zur künstlichen Parthenogenese veranlaßt werden und es scheinen nur noch technische und nicht prinzipielle Schwierigkeiten zu bestehen, wenn irgendeine Grenze für das Gelingen weiterer Versuche besteht.

SCHULTZ, Prof. Dr. PAUL, Gehirn und Seele. Vorlesungen, gehalten an der Kgl. Universität zu Berlin (1899—1904). Herausgegeben von Dr. Hermann Beyer. VIII, 189 S. 1906. M. 5.60, geb. M. 6.60.

Als Anhänger der Deszendenztheorie „hält der Verfasser es für unzweifelhaft, daß, wenn auch die Übergangsformen noch nicht gefunden sind und vielleicht auch nie gefunden werden, der Mensch doch nur das höchstentwickelte Tier ist. Daraus ist dann eine notwendige Folgerung, daß er keine Privatseele für sich hat". Um so beachtenswerter ist das vernichtende Urteil, das Schultz über Haeckels Welträtsel fällt.

Medizinische Klinik: In klarer und formvollendeter Darstellung, deren fein geschliffener Stil an seinen Lehrer Emil du Bois-Reymond erinnert, hat der verstorbene Physiologe Paul Schultz in diesen „Vorlesungen" eine Übersicht über die Forschungen auf dem Gebiete der vergleichenden Gehirnphysiologie gegeben.

WILMANNS, Dr. KARL, Privatdozent an der Universität Heidelberg. **Zur Psychopathologie des Landstreichers.** Eine klinische Studie. XII, 418 S. mit 16 farb. Taf. 1906. M. 15.—.

Schmidt's Jahrbücher: Der Verf. hat sich keine Mühe verdrießen lassen, alles mögliche Material zu beschaffen. Eindringlicher als die toten Zahlen der Statistik lehren uns die Krankengeschichten, daß die Verkennung des Irreseins des geisteskranken Vagabunden die Regel, die rechtzeitige Erkennung ihrer Störung eine Ausnahme ist. Das ist wahr: Man schämt sich ordentlich unserer Rechtspflege und der Urteile der Kollegen mit ihrer albernen Simulanten-Riecherei.

MÖNKEMÖLLER, Dr. O., Oberarzt an der Heil- und Pflegeanstalt Hildesheim, **Korrektionsanstalt und Landarmenhaus.** Ein soziologischer Beitrag zur Kriminalität und Psychopathologie des Weibes. VI, 240 Seiten. 1908. M. 5.60.

Es wird beim Strafvollzug die Wertung der kranken Psyche, die ihre Opfer in dies düstere Strafmilieu verschlägt und der Nachhaft die Erfolge versagt, noch immer so gewaltig unterschätzt, daß sie für lange der nachhaltigsten Förderung bedürfen wird. Eine Zusammenstellung der statistischen und persönlichen Verhältnisse der Korrigendinnen, über ihre Kriminalität, über die äußeren Ursachen der Straffälligkeit, die Psychopathologie usw., wie sie das vorliegende Buch bietet, dürfte daher für Mediziner wie für Juristen gleichmäßig von Interesse sein.

www.ingramcontent.com/pod-product-compliance
Lightning Source LLC
LaVergne TN
LVHW050507160826
845677LV00003B/994

* 9 7 8 2 3 2 9 6 3 8 2 1 8 *